Docteur Charles GAU

Lauréat de la Faculté de Médecine
(Médaille d'argent) Concours 1901

*Ex-Interne des Hôpitaux de Nimes et de la Maternité
du Gard*
Concours 1901-1902

DES

KYSTES HYDATIQUES

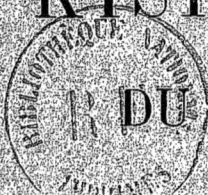

DU LIGAMENT LARGE

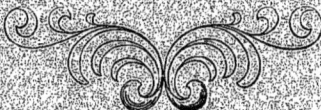

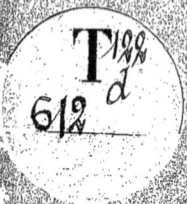

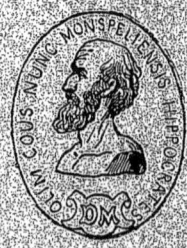

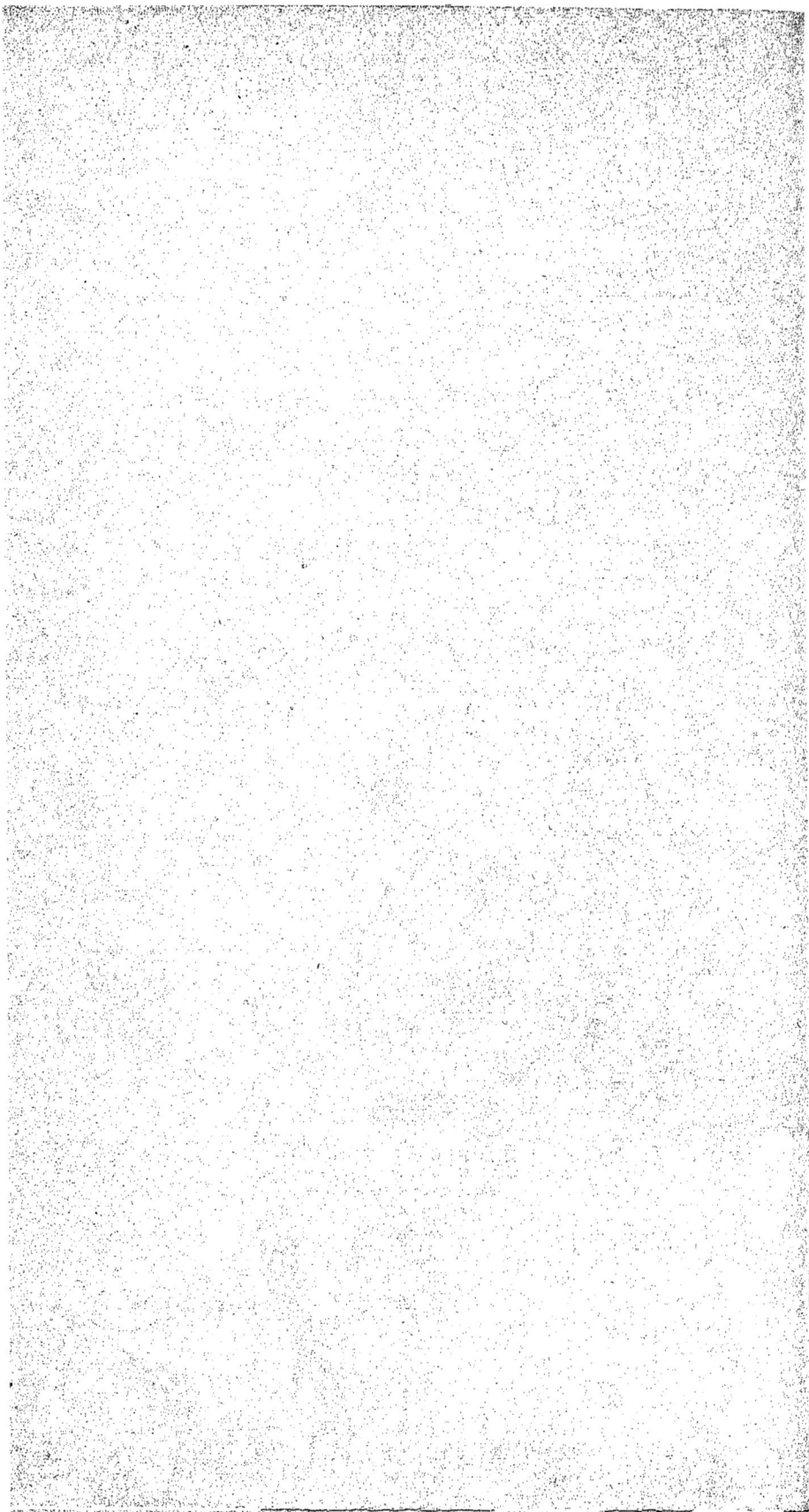

DES

KYSTES HYDATIQUES

DU LIGAMENT LARGE

PAR

Charles GAU

DOCTEUR EN MÉDECINE

LAURÉAT DE LA FACULTÉ DE MÉDECINE (Médaille d'argent)
Concours 1901

EX-INTERNE DES HÔPITAUX DE NIMES ET DE LA MATERNITÉ DU GARD
Concours 1901-1902

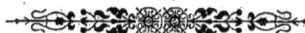

MONTPELLIER
IMPRIMERIE DELORD-BOEHM ET MARTIAL
EDITEURS DU MONTPELLIER MÉDICAL

1904

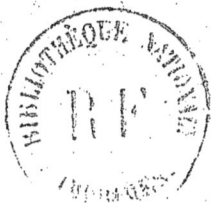

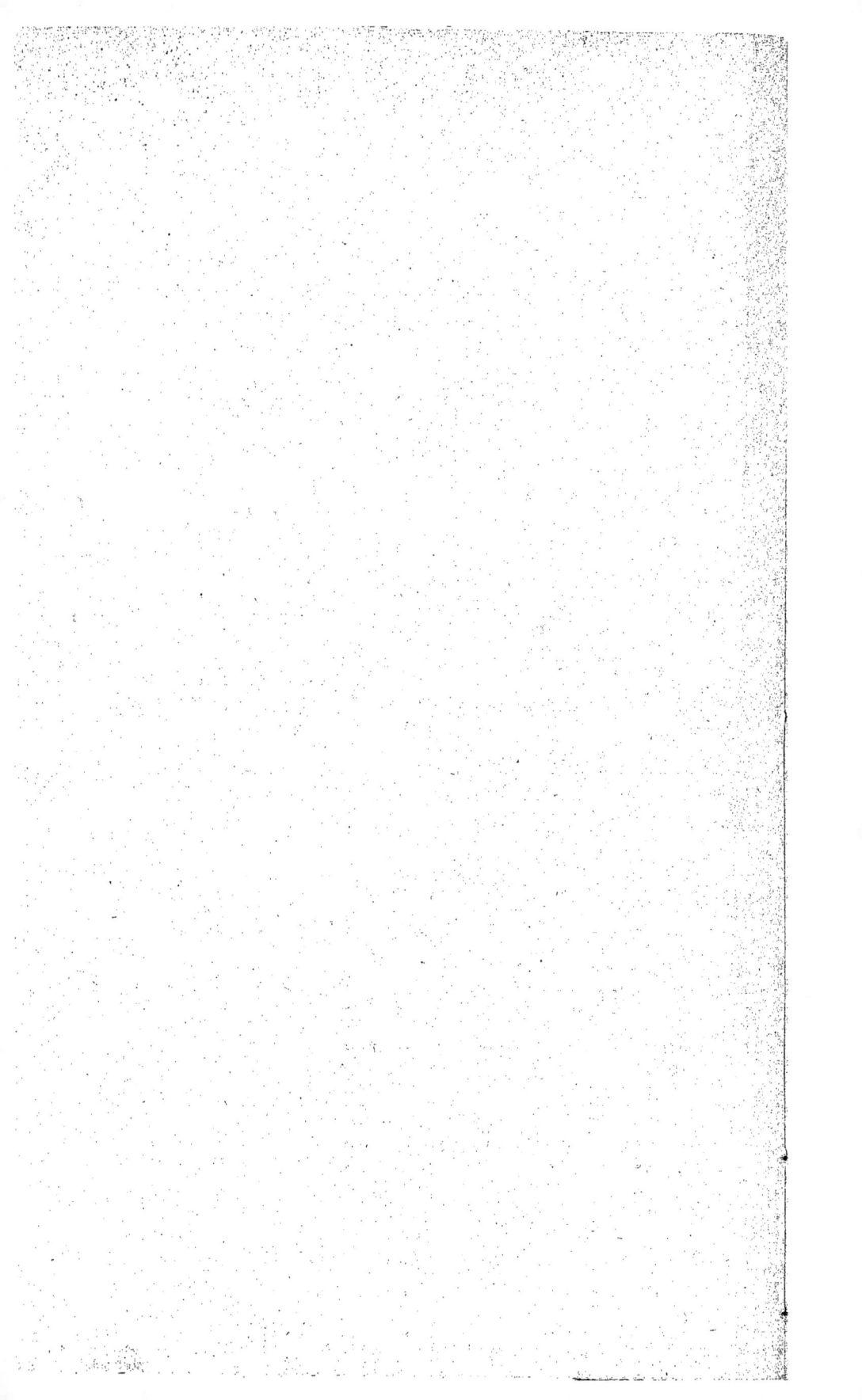

A MES PARENTS

Témoignage d'Affection et de Reconnaissance

A MES MAITRES

A MES AMIS

F. COSTE, Dr DUNAN, TARBOURIECH, Dr PETGES

C. GAU.

À MES MAÎTRES

DE LA FACULTÉ DE MÉDECINE DE MONTPELLIER

A MES MAITRES

DE L'HOTEL-DIEU DE NIMES

MM. les Docteurs BÉCHARD, BONNES, GILIS. GUICHARD, LASSALLE
MAZEL, OLIVIER DE SARDAN, DE PARADES, SIMONOT

A MM. les Docteurs CROUZET, GAUCH et LAFON

Qui furent pour nous des Maîtres bienveillants.

A M. LE MÉDECIN PRINCIPAL DUBAJOUX

Qui nous apprit à aimer et à observer le malade, qui nous initia à la propreté et à la probité chirurgicales.

A M. LE DOCTEUR REBOUL

Nous ne saurions assez le remercier de la bienveillance qu'il ne cessa de nous témoi-gner, de la confiance qu'il nous accorda dans ses différents services et des bonnes leçons de pratique chirurgicale qu'il nous donna.

C. GAU

A LA MÉMOIRE DU DOCTEUR GRANEL

Dont les soins dévoués et la sympathique
physionomie éveillèrent en notre jeune esprit
la vocation médicale.

A MON PRÉSIDENT DE THÈSE

MONSIEUR LE PROFESSEUR GRANEL

DIRECTEUR DU JARDIN DES PLANTES

Trop faible témoignage de la profonde
reconnaissance que nous lui devons pour
l'affection dont il nous honora, les précieux
conseils et les bonnes paroles qu'il nous
prodigua depuis notre jeune âge.

C. GAU.

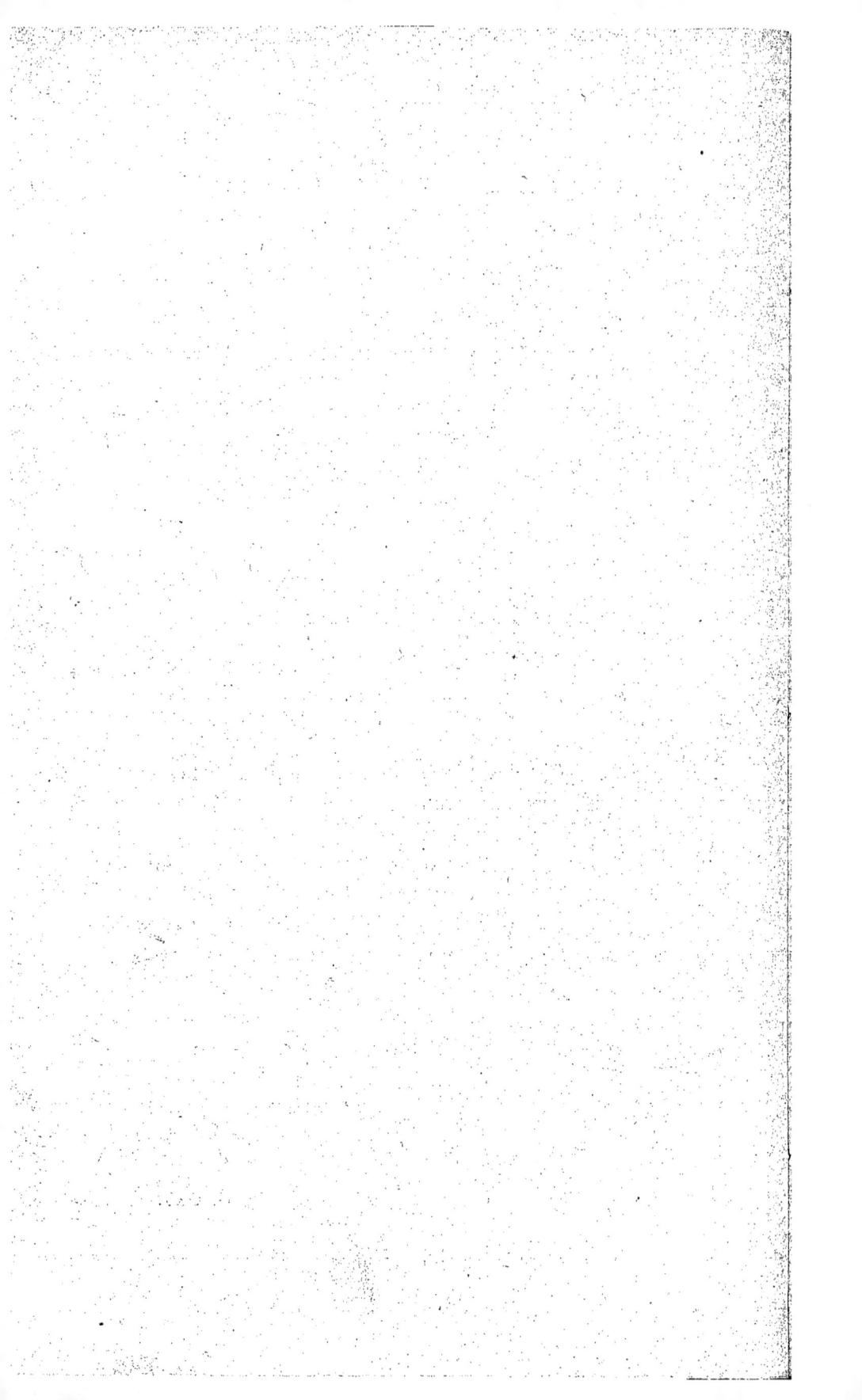

DES

KYSTES HYDATIQUES

DU LIGAMENT LARGE

INTRODUCTION

« Il faut y penser. »

Telle pourrait être la conclusion à dégager de notre travail sur les kystes hydatiques du ligament large. Ceux-ci constituent, en effet, une rareté clinique, et dans la littérature médicale on ne retrouve que trois observations authentiques.

La pauvreté de cette statistique s'explique aussi par la difficulté du diagnostic et le plus souvent les tumeurs hydatiques ont été des découvertes opératoires ou des surprises d'autopsie.

Schatz, dans son observation recueillie à la clinique de Rostock, en 1876, prétend y avoir pensé, avant l'acte opératoire, en évoquant le souvenir « d'un cas analogue recueilli à la clinique de Leipzig ».

Le professeur Pinard, dans une leçon clinique publiée dans les *Annales de Gynécologie*, en 1888, passe en revue toutes les tumeurs du petit bassin, à propos de son observation, et il cite les kystes à échinocoques pour être complet. Une ponction, nécessitée par l'accouchement dystocique, lui permit de reconnaître la nature hydatique de la tumeur. Et ce n'est qu'en cours d'autopsie que fut constaté son véritable siège.

En 1896, Lemonnier, dans sa thèse inaugurale, rapporte le troisième cas, recueilli dans le service du professeur Tillaux. Ici aussi le diagnostic ne fut fait que pendant l'intervention, et M. Walther conclut préalablement: «On pense à l'ovaire »

Ainsi donc le diagnostic des kystes hydatiques du ligament large est peu aisé, et nous sommes heureux d'apporter à la statistique la contribution d'un quatrième cas.

C'est au couvent des Sœurs franciscaines, à Nimes, dans la clinique du docteur Reboul, notre maître, que nous fûmes assez heureux de l'observer au cours d'une intervention.

On pensait à un kyste de l'ovaire, et dès que la laparotomie médiane eut mis à découvert la surface gris-bleuâtre caractéristique du volumineux kyste, l'on aperçut, tout à côté, dans le bassin, une tumeur du volume d'un gros cocon.

«Tout en marchant», on en fit l'ablation, et le docteur Pommier, des Saintes-Maries, à qui on l'avait confiée, y pratiqua une incision. Aussitôt une petite perle blanche et transparente apparut à l'orifice. Ce fut un cri : « Kyste hydatique ! ». Et, presque au même moment, la ponction de la grosse poche permit au docteur Reboul de confirmer le diagnostic.

On retira du kyste, outre la membrane germinative, une multitude de vésicules-filles. Le liquide recueilli tenait en suspension une fine poussière blanchâtre, constituant le « sable hydatique », qui, au microscope, nous permit d'observer de très jolis crochets, qui ne laissaient aucun doute sur la vitalité de l'échinocoque.

On formula alors des craintes motivées pour l'avenir ; on pronostiqua une récidive péritonéale. Au mois de janvier 1904, la fâcheuse complication ne s'était pas encore produite.

Telle est mon histoire.

Les kystes hydatiques du ligament large sont très rares, ils doivent être soigneusemeut pas cherchés.

« Pensons-y. »

CHAPITRE PREMIER

Histoire naturelle du Kyste hydatique

Les productions kystiques, connues sous le non de kystes hydatiques, sont produites par la larve d'un Cestode, le tænia echinococcus.

Ce tænia, à l'état adulte, vit dans l'intestin du chien ; sa longueur dépasse rarement 5 millimètres ; son corps est formé de trois ou quatre anneaux seulement ; le dernier, lorsqu'il est arrivé à l'état de complet développement, atteint la moitié de la longueur totale ou la dépasse Sa tête est armée d'une double couronne de crochets ; on en compte de trente à quarante-cinq.

Le dernier anneau, lorsqu'il est mûr, se détache, devient libre dans l'intestin et il est expulsé au dehors. Peu à peu ses parois s'amincissent, se détruisent et les œufs mis en liberté se dispersent.

Beaucoup périssent ainsi, mais un certain nombre, conduits par le hasard dans le tube digestif de l'homme ou de quelque herbivore, vont avoir une destinée nouvelle.

L'œuf est arrivé dans l'estomac ; sa coque, sous l'action du suc gastrique, se ramollit, est dissoute et l'embryon qu'elle contenait, devenu libre à son tour, franchit le pylore avec le bol alimentaire. Petite masse gélatineuse, ovoïde, microscopique, cet embryon est armé, à l'un de ses pôles, de trois paires de crochets aigus qui lui font donner le nom d'embryon hexacanthe, crochets mobiles qui peuvent alternativement se rapprocher ou diverger. Sans doute un grand nombre d'œufs introduits ainsi dans le tube digestif sont expulsés, entraînés par les matières fécales et ont parcouru l'organisme, sans avoir exercé leur action nocive ; parfois, un de ces embryons se fixe à la muqueuse intestinale et s'insinue dans les parois. Dans l'épaisseur des tissus, vient-il à rencontrer une veine, il est emporté par le courant jusque dans le foie et s'arrête dans un capillaire dont la lumière est insuffisante à sa migration. Mais il peut franchir le réseau capillaire hépatique, tomber dans la circulation générale et s'arrêter soit dans le poumon, soit dans le rein, soit dans tout autre organe où le courant sanguin l'aura entraîné.

Le nomade embryon est fixé ; c'est maintenant qu'il va pouvoir continuer le cycle de son évolution. Privé de ses crochets, il s'enkyste : l'irritation provoquée par sa présence amène de la part du tissu voisin la formation d'une couche conjonctive assez épaisse, qui va être la plus externe des enveloppes du kyste. Dans l'intérieur de cette membrane, l'embryon hexacanthe, constitué par une paroi anhyste et un contenu solide plein de granulations brillantes, se creuse d'une cavité en son centre et cette sphérule est remplie d'un liquide d'une limpidité cristalline ; c'est l'hydatide. Ses parois comprennent deux couches ; une externe, cuticule stratifiée, et une interne, membrane fertile ou germinale, formée par les granulations les plus externes de l'embryon.

L'embryon hexacanthe est devenu l'hydatide. Celle-ci va se développer très simplement par dilatation de la poche et augmentation du liquide ; si elle reste en cet état, elle constitue un animal kystique sans tête, l'acéphalocyste de Laënnec, qui n'est point un animal particulier, une espèce spéciale, mais la première phase du développement de l'hydatide.

Bien rarement l'évolution s'arrête là ; le kyste — puisque maintenant il y a kyste — grossit sans doute, mais il est aussi le siège d'une prolifération très spéciale, seconde phase évolutive de l'embryon hexacanthe.

La membrane fertile ou germinale de l'hydatide par bourgeonnement forme des papilles, dont le contenu est un liquide clair comme de l'eau de roche. Ces bourgeons d'abord sessiles, puis pédiculés et dont le pédicule s'amincit, se trouvent bientôt, par la rupture de ce dernier, libres dans la cavité de la grosse hydatide. Cet organisme nouveau a une constitution identique à celui qui lui a donné naissance ; l'hydatide formée par l'hydropisie de l'embryon est appelée hydatide-mère ; les produits de sa prolifération sont les hydatides-filles. De plus, et de façon semblable, ces vésicules-filles peuvent donner, elles aussi, par prolifération de leur membrane germinale, naissance à une nouvelle génération, les hydatides-petites-filles ; celles-ci, ayant la destinée de leurs ascendantes, se pédiculisent, se libèrent et flottent dans le liquide de la vésicule-fille. Ainsi, sous l'enveloppe commune d'un kyste, on peut trouver un grand nombre d'hydatides incluses les unes dans les autres, et dont les plus récentes générations sont les plus emprisonnées. A côté de cette prolifération endogène, il existe, bien plus rarement il est vrai, une prolifération exogène : c'est entre les strates de la cuticule que se développent ces hydatides-filles, qui traversent les parois du kyste pour se développer à côté de lui et y subir le même processus de reproduction. C'est ainsi sans doute que se forme la variété de kystes hydatiques appelée kystes alvéolaires.

Mais souvent tout ne se borne pas à la formation successive de vésicules d'âge et de génération différents. A l'intérieur de certains bourgeons, nés de la membrane germinale et appelés vésicules proligères, il se forme encore, par bour-

geonnement, un grand nombre de mamelons pleins, et cha-
cun d'eux devient un échinocoque, c'est-à-dire une tête de
tænia avec ses ventouses et ses crochets. Il existe ainsi des
vésicules stériles et des vésicules fertiles; leur proportion
est variable, mais tandis que les vésicules stériles, avides de
liberté, flottent de bonne heure dans le liquide de l'hydatide,
les vésicules fertiles restent ordinairement appendues à la
membrane germinale, et ce sont les têtes de tænia elles-
mêmes qui perforent leur enveloppe et qui, sous la dénomi-
nation de scolex, répandues dans le liquide, en tapissent le
fond sous forme d'une fine poussière blanche.

Voilà les véritables larves du tænia. Qu'un chien avale ces
larves et celles-ci vont trouver dans l'intestin de cet hôte nouveau le terrain rêvé pour leur développement et se transforme-
ront en un tænia adulte, dont l'œuf, évacué par l'anus et
conduit par le hasard dans l'intestin de l'homme, y mettra
en liberté son embryon hexacanthe; celui-ci, ayant choisi un
domicile dans l'organisme, y édifiera le kyste hydatique, qui
formera à son tour des larves nouvelles, etc. Tel est le cycle :
Tænia adulte, œuf, embryon hexacanthe, forme enkystée,
échinocoques, tænia adulte, voilà les transformations succes-
sives de cet animal, dont l'évolution, nécessitant des change-
ments d'hôtes et surtout de formes, fait de sa vie une étrange
histoire.

CHAPITRE II

Etiologie et Pathogénie des kystes hydatiques en général, du kyste du ligament large en particulier.

Mais pour accomplir jusqu'au bout sa destinée, pour clore son cycle, que de difficultés ce parasite n'a-t-il pas à surmonter ! Que d'anneaux de tænia, que d'œufs mis en liberté qui bientôt périssent, faute d'un hôte favorable ! Que d'embryons hexacanthes qui suivent le cours des aliments, entraînés par eux et rejetés dans le monde extérieur, n'y peuvent plus jouer aucun rôle ! Ainsi pour la formation d'un kyste hydatique, il faut un certain nombre de conditions favorables.

Les œufs du tænia, pénétrant dans l'organisme humain, le plus souvent par la bouche, l'alimentation joue dans l'étiologie du kyste hydatique un rôle capital.

Les œufs du tænia, rejetés par le chien, peuvent tomber sur des salades, sur des légumes et s'y fixer. Ces œufs, résistant puissamment aux agents atmosphériques, peuvent attendre ainsi, longtemps quelquefois, l'occasion favorable pour être absorbés. Si ces légumes ne sont pas très consciencieusement lavés, ou ne subissent pas une cuisson régulière, les œufs du tænia échinocoque vont être portés dans le tube digestif de l'homme. Les eaux de pluie peuvent aussi entraîner ces œufs dans les sources, et l'absorption d'eaux suspectes, non filtrées, est encore une cause d'infection [1].

D'autre part, le chien étant l'hôte ordinaire du tænia adulte, la fréquentation de ces animaux et les caresses qu'on leur prodigue parfois sont des conditions fort dangereuses au point de vue d'une transmission soit directe, soit indirecte. Le chien, en se léchant, peut cueillir sur la langue les œufs qu'il vient de rejeter et les porter sur les mains ou le visage des personnes, dont la complaisance autorise ces manifestations sympathiques. En outre, il sème de ces œufs la maison où il habite, les jardins où ses maîtres ont coutume de puiser la partie végétale de leur alimentation, et la transmission indirecte de la maladie est ainsi prodigieusement favorisée.

Ainsi s'explique la fréquence extrême du kyste hydatique dans certains pays [2], comme l'Islande et l'Australie, où les habitants, possesseurs de nombreux chiens, vivent avec eux dans une fraternelle promiscuité.

Telles sont les conditions qui favorisent l'arrivée des œufs du tænia dans le tube digestif de l'homme. C'est une première difficulté vaincue, tant d'œufs moins favorisés terminant leur existence sur le sol où le chien les a déposés! C'est aussi une difficile étape à franchir pour les embryons hexacanthes, celle de la pénétration dans les parois de l'intestin, un grand nombre se laissant entraîner par les aliments et expulser avec eux.

Nous savons que c'est grâce à ses crochets ou spicules que l'embryon hexacanthe se fixe à la muqueuse intestinale et

[1] La Camargue et l'ancien lit du Rhône, au sud de Nimes, sont parcourus par des canaux d'irrigation appelés « roubines », dont l'insalubrité est à signaler dans la phrophylaxie du paludisme et des maladies parasitaires.

[2] M. le docteur Reboul nous a souvent fait constater la fréquence des kystes hydatiques dans le Gard. En 10 ans, il en a ramassé trente observations.

s'y creuse une voie, à la recherche d'un domicile, manœuvrant ses crochets, «comme on joue des coudes!».Qu'il progresse ainsi dans la trame des tissus, comme l'avaient déjà observé Leuckart, Kuchenmeister, Van Beneden, Davaine, cela ne fait plus de doute depuis les recherches de M. Letienne[2].

L'embryon, à cheminer ainsi, ne va pas loin et s'arrête dans un point voisin de la région pylorique pour s'y fixer. Mais le plus souvent, il rencontre un petit vaisseau sanguin et se confie à ce chemin qui marche ; comme ce petit vaisseau est une radicule-porte, l'embryon est entraîné dans le foie ; ainsi s'explique la fréquence des kystes hydatiques de cet organe qui représentent, en effet, la moitié des kystes hydatiques observés chez l'homme. Le tableau suivant nous montre la répartition des kystes hydatiques dans les diverses parties du corps ; il indique leur fréquence relative suivant les organes, d'après les observations de Davaine et celles de Neisser.

DAVAINE		NEISSER	
Foie	166	Foie	451
Poumon	40	Poumon	17
Rate	»	Rate	28
Plèvre	»	Plèvre	17
Appareil circulatoire	12	App. circulatoire	29
Cavité crânienne	22	Cavité crânienne	68
Canal rachidien	3	Canal rachidien	13
Rein	31	Rein	80
Petit bassin	26	Petit bassin	36
Organes génitaux	13	Org. génitaux	44
Os	17	Os	28
Face, orbite, bouche	16	Face, orb., bouche	21
Cou	7	Cou	10
Tronc et membres	20	Tronc et membres	»
Péritoine	»	Péritoine	2
	376		900

[1] R. BLANCHARD.— *Las animales parasitas introduitas por el agua en el organismo.* Londres, 1890, p. 303.

[2] A. LETIENNE.— « Sur la migration de l'embryon hexacanthe dans les organes » (*Médecine moderne*, 24 mars 1892, p. 369).

Cette statistique, qui nous montre la fréquence considérable des kystes hydatiques du foie (44,4 p. 100 d'après Davaine, 50 p. 100 d'après Neisser), nous indique en même temps combien est rare la localisation, dans le petit bassin, des embryons du tænia echinocoque.

La fréquence des kystes hydatiques du foie étant expliquée par la rencontre d'une radicule-porte par l'embryon s'évadant de l'intestin, quel est le trajet suivi par cet embryon pour gagner les autres organes ?

L'embryon ayant pénétré dans le système veineux porte, peut franchir le foie sans s'y fixer, arriver dans la veine cave inférieure, puis dans le cœur droit, être lancé par l'artère pulmonaire dans le poumon et s'y arrêter pour édifier le kyste hydatique. Ainsi s'explique qu'après le foie, le poumon soit le point où cette affection ait été le plus fréquemment observée.

Si l'embryon hexacanthe a pu franchir le réseau capillaire pulmonaire, il est reporté par les veines pulmonaires dans le cœur gauche, et, de là, lancé dans l'aorte, s'arrêtera dans tel ou tel organe, où le courant sanguin l'aura fortuitement entraîné.

Une autre théorie nous permet de comprendre la migration de l'embryon et sa fixation dans les divers organes; cette théorie, admise par beaucoup d'auteurs, notamment par Gangolphe [1], est la suivante.

L'embryon, au sortir de l'intestin, rencontre une voie lymphatique, se laisse porter par la lymphe dans le canal thoracique, de là dans le cœur droit et suit le chemin que nous venons d'indiquer.

Théorie plus séduisante : L'embryon peut perforer l'intestin et, cheminant toujours à l'aide de ses spicules, aller

---

[1] GANGOLPHE. Thèse d'agrégation, 1886.

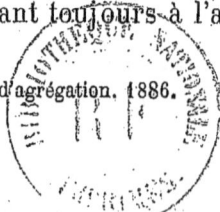

2

élire domicile dans un organe voisin. Ces trois voies, voie circulatoire, voie lymphatique et voie directe, peuvent être suivies par les embryons hexacanthes pour se rendre dans les divers organes.

Mais, dans le cas qui nous occupe spécialement, une autre voie se présente à l'embryon pour gagner le petit bassin, c'est la voie vaginale. Freund, le premier, l'a signalée et a rapporté deux cas pour confirmer son opinion. Certaines femmes, dit-il, dressent des chiens à des usages « spéciaux » et il est possible que la langue de ces animaux dépose sur les organes génitaux externes des œufs d'échinocoques. De là, pénétrant dans la paroi vaginale, ils peuvent rencontrer un vaisseau lymphatique et être entraînés par lui : ou bien, continuant leur chemin dans la trame des tissus, ils peuvent perforer le vagin et gagner les organes du petit bassin. — Mais, fait remarquer M. Dermigny [1], est-il prouvé que le mucus vaginal jouisse des mêmes propriétés que le suc gastrique, qu'il puisse dissoudre la coque de l'œuf et mettre en liberté l'embryon qui, grâce à son armature, perforerait la paroi vaginale? [2].

Une étude expérimentale de ce sujet n'est pas encore faite ; l'hypothèse d'ailleurs n'est pas invraisemblable, et si nous l'admettons, mettant au second plan les habitudes des femmes dont nous parlons, bien des conditions peuvent se présenter où l'œuf d'échinocoque trouve l'occasion de faire l'ascension des parois vaginales et de s'introduire ainsi dans l'organisme. Une femme ou une enfant s'assied sur l'herbe ; les herbes qu'elle foule ont à leur surface des œufs de tænia qu'un chien y a déposés à son passage. Les œufs

---

[1] A. DERMIGNY. « Les kystes hydatiques, du cul-de-sac de Douglas chez la femme. » (Thèse de Paris, 1894, page 33).

[2] M. le Docteur REBOUL a relaté la primitive habitude de certaines paysannes qui « se frottent » avec des herbes.

peuvent franchir l'orifice vaginal, ou même l'orifice hymé-
néal, soit directement, soit en s'aidant des poils dont
cette région est pourvue. Un linge, ayant séché sur l'herbe
ou sur des arbustes de petite taille, peut aussi servir de véhi-
cule à l'œuf du tænia et l'apporter jusqu'au vagin.

Qu'il nous soit permis d'ouvrir une parenthèse pour jus-
tifier que nous nous étendions un peu longuement sur ce
dernier mode de pénétration de l'œuf de l'échinocoque dans
l'organisme.La jeune femme, dont l'observation fait le sujet
de cette thèse, ressentait depuis l'âge de 11 ans des douleurs
dans son flanc gauche, et il faut certainement faire remonter
à cette époque le début de son kyste hydatique. Elle habi-
tait le petit village des Saintes-Maries-de-la-Mer, où chaque
année, au printemps, des milliers de gitanos affluent de
toutes parts pour déposer aux pieds des Saintes leurs hom-
mages et leurs présents. Amenant avec eux leur classique
roulotte, ils viennent dans ce pays avec une nuée d'animaux
et en particulier de chiens.

Les herbes des champs voisins du village sont naturelle-
ment souillées par les déjections de ces chiens et par les
œufs du tænia échinocoque dont ces animaux sont souvent
porteurs. Notre malade, étant toute jeune fille et s'asseyant
fréquemment sur le sol, aurait pu cueillir au niveau de la
vulve les germes de son mal. Cette hypothèse est-elle invraisemblable ?

Ainsi, tandis que les kystes hydatiques des divers organes
sont dus à des embryons qui, partant de l'intestin, peuvent
suivre la voie sanguine, la voie lymphatique ou la voie
directe, le petit bassin peut recevoir des embryons non seulement par les voies précédentes, mais aussi, sans doute,
par la voie vaginale, théorie particulièrement séduisante.

Que faut-il penser au point de vue de la pathogénie des
kystes pelviens qui coexistent avec des kystes de la cavité

abdominale ? Une théorie nous explique la présence des kystes secondaires par l'issue de plusieurs œufs de tænia hors de l'intestin. —Les œufs, suivant des directions variables, vont édifier chez la personne qui les porte, des kystes hydatiques multiples en des points parfois éloignés.

On peut penser aussi qu'un œuf sorti de l'intestin ayant produit son kyste hydatique, les autres sont nés, soit de la prolifération exogène du premier, soit de sa rupture et de la dissémination de ses vésicules. Ce dernier mode de généralisation, universellement admis, permet d'expliquer le développement des tumeurs hydatiques multiples dans le péritoine, à la suite de la ponction ou de l'ouverture d'un kyste du foie par exemple.

Cette question de la greffe hydatique a été l'objet d'études nombreuses. Potain publiait dans la *Gazette des Hôpitaux* de 1879: « On a vu des hydatides qui s'étaient rompues dans le péritoine, et y étant introduites vivantes, se sont greffées et y ont vécu » — On sait aujourd'hui que les vésicules filles (éléments macroscopiques) ne sont pas les seules parties du kyste hydatique susceptibles de donner naissance à un nouveau kyste, mais que les scolex (éléments microscopiques, jouissent de la même propriété [1].

Dans les cas où l'embryon a suivi les voies ordinaires, sanguine, lymphatique ou directe, pour aller se loger dans le ligament large, trouvons-nous quelque raison pour expliquer cette localisation ? Ceci nous amène à dire un mot de l'influence du traumatisme.

Depuis la célèbre expérience de Max Schüller, on sait quel rôle joue le traumatisme dans la fixation des bacilles tuberculeux. De même, sous l'influence d'un choc ou d'une

---

[1] F. Devé. «Greffes hydatiques post-opératoires» (*Revue de Chirurgie*, 10 octobre 1902, p. 559).

chute, il se fait une hémorragie vasculaire, et si un embryon hexacanthe chemine à ce moment dans un des vaisseaux de la partie contusionnée, il trouvera l'occasion favorable pour se fixer en ce point.

M. Danlos [1], dans une thèse, où il étudie l'influence du traumatisme accidentel, considéré comme cause occasionnelle des kystes hydatiques en général, a formulé les conclusions suivantes :

1° Très souvent les kystes hydatiques ont été précédés d'un traumatisme dans le point où ils se sont développés.

2° Ces faits sont trop nombreux, trop généraux, pour ne pas indiquer un rapport de causalité.

3° Les auteurs qui n'ont pas tenu compte suffisamment de l'animalité des kystes hydatiques ont généralement reconnu le traumatisme comme cause efficiente (par inflammation, par frottement, par transformation d'un foyer sanguin).

4° Admettant que les kystes hydatiques proviennent toujours d'un œuf, nous ne pouvons accorder aux influences extérieures d'autre rôle que celui d'en favoriser le développement et la fixation, soit par rupture vasculaire, soit par fluxion traumatique ».

Ce rôle localisateur du traumatisme est fort intéressant : P. Segond [2] en a publié en 1879 un exemple assez probant.

Dans l'histoire de notre malade, nous ne trouvons pas de traumatisme initial ; mais qui peut assurer n'être jamais tombé, ni n'avoir reçu aucun choc sur l'abdomen ?

---

[1] DANLOS. Thèse de doctorat, Paris, 1879.
[2] P. SEGOND, *Progrès médical*, 1879, n° 26, p. 497.

CHAPITRE III

Symptômes. — Diagnostic.

La pauvreté symptomatologique des kystes du ligament large est fonction de leur rareté : aucun chirurgien n'a pu jusqu'ici tirer des observations publiées et de leur analyse un signe pathognomonique, ni un faisceau de symptômes dont le rapprochement suffise à entraîner une certitude.

Soit que l'erreur de diagnostic porte sur la localisation de la tumeur, soit qu'elle porte sur sa nature, elle est presque de règle : Verneuil, dans une observation rapportée par Linné Guinard (Société d'anatomie, 1881), prend un kyste hydatique du ligament large pour un kyste hydatique du foie ; il méconnaît la localisation. Pinard, au contraire, (Annales de Gynécologie, 1888), publie une observation dans laquelle le diagnostic de la nature de la tumeur est inexacte ; il prend un kyste hydatique du ligament large pour une tumeur fibreuse.

L'analyse des observations actuellement connues démontre que le diagnostic ne fut presque jamais exact et précis. Si, dans celle de Schatz, il fut porté et vérifié, il ne paraît pas que l'auteur en ait eu des raisons sérieuses : il fut surtout basé sur une impression, un souvenir, « ayant vu, dit-il, un cas analogue dans une clinique de Leipzig... »

Sur quels éléments, réunis avec méthode, ce diagnostic

peut-il être étagé? C'est là le but de ce chapitre ; et en premier lieu, il nous faut rappeler brièvement les symptômes des tumeurs qui peuvent être prises pour des kystes du ligament large.

Nous rappellerons ainsi tour à tour :

a) Les symptômes généraux des tumeurs kystiques du ligament large ;

b) Les symptômes généraux et pathognomoniques des kystes hydatiques en général ;

c) Enfin nous chercherons à en déduire les symptômes généraux et particuliers des kystes hydatiques du ligament large, sujet de ce travail.

A. Symptomes généraux des tumeurs kystiques du ligament large.

La confusion entre les kystes hydatiques du ligament large et les kystes de l'ovaire est fréquente : une communauté presque absolue de symptômes rend leur différenciation difficile, parfois impossible ; quelques rares signes non pathognomoniques permettent, seuls, quand ils sont groupés, de faire un diagnostic précis.

Il est d'un usage logique de décrire les signes subjectifs et les signes objectifs.

a) Signes subjectifs. — Ils sont vagues et ne présentent rien de typique : une sensation de gêne, de pesanteur, des douleurs névralgiques localisées aux nerfs abdomino-génitaux, aux nerfs cruraux, aux nerfs obturateurs, attireront l'attention du clinicien et provoqueront un examen, alors que la tumeur, encore incluse dans le petit bassin ne se manifestera par aucun signe évident ; plus tard, lorsque l'évolution de la tumeur l'aura fait grossir et qu'elle se sera élevée au-dessus du petit bassin, les mêmes symptômes subjectifs s'affirmeront avec plus d'intensité.

b) Signes objectifs. — L'attention du clinicien, mise en éveil par ces troubles subjectifs, sera encore plus attirée vers les organes pelviens, le plus souvent à l'occasion de troubles réflexes : il pourra observer d'abord des poussées de péritonisme, sinon de péritonite partielle ; ce sera fréquemment par une de ces poussées qu'il sera amené à pratiquer un examen sérieux. Dans la plupart des cas, on aura longtemps attribué les douleurs, la gêne à des troubles menstruels ; on aura eu l'idée d'une grossesse au début, l'examen complet étant, surtout dans la clientèle, une chose délicate, souvent retardée, presque toujours repoussée. Aussi les troubles auront-ils pris une certaine importance quand le médecin recherchera méthodiquement leur cause.

Ce seront : des compressions vasculaires, provoquant des œdèmes, des troubles réflexes cardiaques (bien étudiés par Sébileau), des troubles cardio-vasculaires, etc.

La malade présentera un faciès particulier, analogue au faciès ovarien de Spencer Wells, encore que P. Segond [1] le nie, de même que le faciès utérin.

Les troubles de la menstruation sont exceptionnels et la fécondation reste possible.

Si la tumeur a grossi, les déformations de l'abdomen sont apparentes : le ventre est augmenté de volume, arrondi, généralement plus volumineux d'un côté ; dans les kystes de l'ovaire, il est plutôt conique, acuminé.

La percussion donne une matité plus ou moins accentuée,

---

[1] P. SEGOND. Art. Tumeurs du ligament large (*in Traité de chirurgie*, de Duplay et Reclus, T. VIII, p. 644.

qui peut être effacée si des anses intestinales recouvrent la tumeur ainsi qu'il est fréquent de l'observer.

Par la *palpation*, on constate au-dessus de l'arcade une tumeur arrondie, ovoïde, mate, souvent sonore, dépressible, et nettement fluctuante, parfois ferme, tendue, résistante, difficile à circonscrire. (Le Dentu et S. Bonnet « *in Traité de Chirurgie* de Le Dentu et Delbet, tome X, page 908).

On peut encore (Lemonnier) trouver par la palpation, chez une malade à paroi abdominale mince, un sillon séparant la tumeur de l'utérus, et un autre sillon circulaire la séparant des parois du petit bassin.

La palpation donne aussi la sensation de frottements, de neige écrasée, due sans doute au dépoli de la séreuse enflammée ; « ce signe peut se rapprocher aussi de la même sensation fournie par le palper de la région hépatique dans les abcès du foie et étudiée en dernier lieu par Hassler et Boisson ».

Le toucher, isolé ou combiné à la palpation hypogastrique, a une très grande importance. Il dira d'abord s'il y a une tumeur pelvienne, et quelle est sa forme. Sa localisation sera plus délicate, mais on pensera plus volontiers à une tumeur du ligament large, si les culs-de-sac sont saillants, la fluctuation nette (toucher combiné au palper), si la tumeur est unilatérale, près d'une matrice fixée, avec saillie dans le vagin, sans modification sous le chloroforme.

Le col utérin est souvent élevé, le corps dévié en avant, ou en arrière. Il ne faudra pas en tous cas négliger de combiner le toucher rectal ou vaginal à la palpation hypogastrique : par cette méthode on délimitera plus aisément la tumeur, et l'on acquerra des notions sur sa forme, sa localisation approximative, sa consistance ; on saura au besoin trouver ainsi, dans la plupart des cas, par cette double manœuvre, la fluctuation si elle est liquide.

En somme, jusqu'ici, nous trouvons peu de symptômes propres aux tumeurs du ligament large : presque tous sont communs à ceux de l'ovaire : nous ne pouvons retenir que la forme du ventre, et parmi les signes fournis par le toucher et le palper que ceux que nous avons signalés plus haut comme spéciaux aux kystes du ligament large et sur lesquels nous avons insisté (Tumeur unilatérale, cul-de-sac saillant, col élevé, utérus dévié, etc.).

Quelques explorations spéciales méritent d'être signalées :

Il faut recourir à l'hystérométrie très prudente ; par elle se confirmera ou s'éliminera l'idée d'une tumeur de l'utérus ; elle renseignera sur l'état de la cavité, provoquera enfin telle ou telle déduction dont l'utilité ne saurait être contestée.

Le cathétérisme vésical sera également utile ; il est difficile d'énumérer toute la signification qu'il pourra avoir : la logique permet de l'imaginer.

Enfin la ponction du kyste, si elle présentait moins de dangers, donnerait les plus précieux renseignements : par elle, on saura d'abord avec certitude si la tumeur examinée est solide, ou liquide ; dans ce dernier cas, l'examen du liquide dira souvent quelle est la nature du kyste. A ce propos, il ne faut pas oublier que l'on trouve, dans certains grands kystes du ligament large d'origine non hydatique, un liquide clair comme de l'eau de roche, alcalin, sans albumine, ni paralbumine, contenant une forte proportion de chlorure de sodium (8 à 16 gr. par litre`, d'une densité de 1002 à 1008)` : Il ne faudra donc pas porter le diagnostic de kyste hydatique sur ce seul examen superficiel du liquide.

P. SEGOND. *Loco citato.*

Une analyse délicate de tous les symptômes, recherchés avec soin, donnera à un médecin expérimenté une quasi certitude et, avec un peu d'habitude clinique, la localisation d'une tumeur du ligament large sera chose relativement aisée, malgré les signes communs aux kystes de l'ovaire.

Quant à la nature de cette tumeur, elle sera difficile à révéler dans l'état actuel de nos connaissances.

Continuant notre analyse symptomatique, il nous faut passer rapidement en revue les symptômes généraux des kystes hydatiques.

B. Symptomes généraux des kystes hydatiques

Les kystes hydatiques ont quelques symptômes à peu près pathognomoniques : mais il ne faut pas oublier qu'ils sont très souvent latents, et ne se révèlent parfois qu'accidentellement Un malade porteur d'un kyste hydatique ne l'apprend parfois que par hasard (tumeur devenant apparente, compressions, poussée d'urticaire). Beaucoup de kystes hydatiques du foie ne furent trouvés qu'à l'autopsie.

Il est évident que l'organe atteint donne le cachet personnel de son mode de réaction pathologique

Les kystes hydatiques se révèlent le plus souvent par les signes d'une tumeur mate, résistante, parfois fluctuante...

Trois signes ont une valeur immense, sinon pathognomonique : en tous cas, leur réunion donne une certitude. En premier lieu, la ponction : elle fournit un liquide clair, limpide, souvent comparé à de l'eau de roche. Nous empruntons à R. Blanchard [1] la description de ce liquide : le liquide qui remplit l'hydatide est incolore ou légèrement

---

[1] R. Blanchard. *Traité de Zoologie médicale*, tome I, page 422. Ed. 1889.

jaunâtre, de réaction neutre ou légèrement acide ; son poids spécifique est de 1009 à 1015. Il renferme environ 1,5 0/0 de sels inorganiques constitués par moitié de Na Cl.. Il ne se coagule pas par la chaleur, il renferme pourtant de l'albumine. Celle-ci, signalée d'abord par Naunyn, a été revue par Mourson et Schlagdenhauffen; elle est en très petite quantité et proviendrait du sérum sanguin ; l'échino-coque se nourrissant aux dépens du sang suivant les lois de l'osmose.

En 1813, Blatin découvrit et Briançon décrivit plus complètement en 1828 un signe particulier, le *Frémissement hydatique* : il est actuellement trop classique pour que nous ayons à le décrire (voir R. Blanchard, *loco citato*): rappelons seulement la comparaison de Tillaux : « J'ai comparé très exactement, je crois, la sensation que donne au doigt le fré-missement hydatique à celle qu'on ressent lorsqu'on percute un sommier ou un fauteuil élastique ».

Il faut surtout retenir la valeur séméiologique de ce signe.

Briançon pensait que le frémissement en question ne peut se produire que lorsque l'hydatide renferme un grand nom-bre de vésicules secondaires dans un liquide relativement peu abondant. Cette opinion est parfaitement exacte dans la grande majorité des cas, mais Küster a reconnu que deux ou plusieurs hydatides dépourvues de vésicules secondaires, mais serrées les unes contre les autres, sont capables de produire le frémissement sur un kyste. Au point de vue du traitement, ce fait n'est pas sans valeur: perçoit on le frémissement sur un kyste qui, après la ponction, se montre dépourvu de vésicules secondaires, c'est l'indice certain de la présence d'une seconde hydatide [1].

Plusieurs auteurs ont signalé le frémissement hydatique

---

[1] R. BLANCHARD. *Loco citato*, page 439.

dans d'autres affections abdominales. Abadie et Moitessier [1]
signalent le fait dans un cas de kyste parovarique coexistant
avec un kyste de l'ovaire : « A la palpation, disent-ils, on
sent une vaste tumeur liquide, où la fluctuation est très
nette, et qui donne également cette sensation spéciale
appelée, par convention, frémissement hydatique ».D'ailleurs
Tillaux [2] nous avait déjà appris que certains kystes parova-
riens, dont la poche n'est pas très tendue, donnent quelquefois à la percussion une sensation qui se rapproche de
celle du frémissement hydatique, ce qui a paru constituer un
élément de diagnostic différentiel avec les kystes développés
dans l'ovaire.

Le frémissement hydatique peut même se rencontrer en
cas d'épanchement ascitique. M. Potain en a observé un
exemple fort net [3].

A ce frémissement hydatique donné par la palpation il
faut ajouter que, par l'auscultation et la percussion combi-
nées, on perçoit des vibrations plus ou moins graves sem-
blables à celles que produit une corde basse. (Blanchard,
Loco citato)

Enfin les malades atteints de kyste hydatique présentent
fréquemment des poussées d'urticaire rebelles. Il faudra
penser au kyste hydatique chez tout malade atteint d'une
tumeur et présentant de l'urticaire

La réunion de tous les symptômes qui précèdent permettra
d'affirmer l'existence de cette affection.

---

[1] ABADIE et MOITESSIER. Deux cas de kystes parovariques coexistant avec un
kyste de l'ovaire (*In Annales de Gynécologie et d'obstétrique*, Mars 1902, page 221).

[2] TILLAUX *Loco citato.*

[3] P. SEGOND. *Loco citato.*

C. Symptomes des kystes hydatiques du ligament large

Les kystes hydatiques du ligament large ne présentent ni par leur évolution, ni par leur localisation, de caractères particuliers ; cependant on ne peut dire qu'ils se reconnaissent aux signes de tumeurs du ligament large auxquels s'ajoutent les symptômes du kyste hydatique.

Par suite de leur situation profonde dans le petit bassin, lorsque le diagnostic de tumeur du ligament large sera posé, et nous avons vu que ce n'est pas toujours facile en raison de la fréquence des kystes si voisins de l'ovaire, on trouvera difficilement les caractères propres au kyste hydatique ; heureux encore lorsqu'un seul de ces signes se présente.

Avant d'analyser cette question, il est bien permis de se demander si l'absence de signes bien nets ne tient pas souvent à ce que l'idée du kyste hydatique ne se présente pas ; ce diagnostic ne serait-il pas plus facile si, en face d'une tumeur kystique du ligament large, on recherchait systématiquement les signes de l'hydatide ? Il serait intéressant de pouvoir poursuivre cette idée.

Notons cependant que Pinard, dans une leçon clinique au sujet de son observation[1], dit qu'il pense à l'hydatide du ligament large, qu'il en recherche les signes, et qu'il élimine volontairement, mais à tort, l'idée même d'une tumeur liquide.

Tous ceux qui ont étudié la question insistent sur la difficulté du diagnostic. (Tillaux, Pinard, Le Dentu et Bonnet, Segond, Linné, Guinard, Schatz, Freund, Lemonnier, Dermigny, Delavigne-Sainte-Suzanne.)

---

[1] Pinard. *Annales de Gynécologie*; avril 1888.

On a signalé l'issue d'hydatides par l'utérus, le rectum (cité par Le Dentu et S. Segond. *Loco citato*): ce signe est parfait, mais très rare.

La ponction peut donner d'excellents résultats, mais à condition de faire une analyse chimique et histologique minutieuse et complète du liquide retiré Dans certains cas, cette dernière entraînera une certitude, si l'examen microscopique décèle des échinocoques. La première donnera de bons renseignements, d'autant plus importants que, ainsi que nous le signalons plus haut, les grands kystes du ligament large contiennent, souvent même en l'absence de l'origine hydatique, un liquide analogue, dont l'apparence est celle du liquide hydatique, mais dont la composition chimique n'est pas celle de ce dernier. D'après Blanchard *(loco citato)* le liquide hydatique est acide; sa densité est de 1009 à 1015; il renferme 1,5 o/o de sels inorganiques dont 0.71 environ de NaCl et contient un peu d'albumine. Or, nous avons vu également, d'après P. Segond, que les grands kystes non hydatiques du ligament large contiennent souvent un liquide alcalin, sans trace d'albumine ou de paralbumine, contenant de 8 à 16 gr. de NaCl par litre, d'une densité de 1002 à 1009.

Il nous paraît, malgré ces différences, et parce qu'elles sont très légères, qu'en l'état actuel des choses un diagnostic ne peut être basé sur ces caractères chimiques : la composition du liquide hydatique, on le sait, varie un peu avec chaque organe: ceux du foie contiennent souvent du sucre, ceux du rein des sels de l'urine (Barker), etc.

La question mérite une étude complète ; malheureusement l'analyse chimique du liquide des kystes hydatiques du ligament large n'a pas été faite souvent : nous n'en connaissons qu'une, due au docteur Gallippe (Obs. de Pinard, *in* thèse de Lemonnier) : ici, la réaction était alcaline au début, acide après; il y avait des traces d'albumine (0,293); le reste de l'analyse n'étant pas quantitatif, nous ne pouvons en tirer aucune déduction.

En dehors de cette cause d'erreur, qui pourra faire confondre un grand kyste simple avec un kyste hydatique du ligament large, erreur qu'on évitera peut-être grâce à l'analyse minutieuse du liquide, la ponction donnera des renseignements utiles : elle permettra à coup sûr de ne pas confondre un kyste hydatique avec un kyste hyalin.

Le frémissement hydatique serait un signe parfait. Il a été trouvé trois fois seulement (Davaine, Guéniot-Tillaux); il est assurément difficile à obtenir, mais nous pourrions nous demander avec Lemonnier si on l'a toujours cherché.

Théoriquement, il semble que, par le toucher vaginal, fait avec deux ou trois doigts, combiné à la percussion hypogastrique, on peut le percevoir en faisant faire la percussion de l'hypogastre par un aide ; enfin, on pourrait peut-être aussi percevoir, avec un stéthoscope flexible, l'audition des vibrations graves signalées par Briançon. Un bruit analogue semble avoir été perçu par Brun (cité par Roger).

Ces deux signes devront être soigneusement recherchés en tous cas.

L'urticaire, apparaissant chez une malade atteinte d'une tumeur du ligament large, devra donner l'éveil, en particulier quand la poussée d'urticaire sera consécutive à un traumatisme de l'abdomen.

La malade, dont Tillaux relate l'observation (thèse de Lemonnier), en présente plusieurs poussées.

Par exclusion, quand l'existence de toute autre tumeur est peu vraisemblable, le kyste hydatique s'affirmera : ce diagnostic par exclusion aura d'autant plus de valeur que l'on sera dans un pays où le kyste hydatique est plus fréquent (Pozzi, *Gynécologie*, 3me édit., p. 888).

A la suite de cette longue analyse de symptômes, nous conclurons ainsi : à l'heure actuelle, devant un kyste du ligament large, il faudra toujours penser, ne fût-ce que pour l'éliminer, à son origine hydatique.

La preuve de cette origine sera souvent impossible, toujours difficile. Le diagnostic (par exclusion, par la ponction et l'étude du liquide, par la recherche systématique du frémissement spécial, par l'auscultation combinée à la percussion) pourra être logiquement établi, surtout en face d'une poussée d'urticaire.

Il nous paraît superflu de consacrer un chapitre spécial au diagnostic : aucun des signes et des symptômes n'étant rigoureusement spécial à l'affection qui nous occupe, il nous a fallu discuter constamment le diagnostic pour étudier les symptômes; un chapitre spécial ne serait qu'une redite de celui-ci.

CHAPITRE IV

Marche — Complications — Pronostic

Le kyste hydatique, abandonné à lui-même, a un accroissement plus ou moins régulier et peut acquérir un volume
considérable.

Aux diverses étapes de son évolution, il occupe les différents étages du petit bassin, du bassin et de l'abdomen, et
à chacune de ces étapes correspondent des phénomènes
particuliers, qui, caractéristiques de l'âge du kyste, permettent de décrire trois périodes dans leur évolution. Tout
à fait au début, le kyste, encore inappréciable, provoque
des troubles réflexes qui se manifestent par des névralgies,
des pesanteurs, des douleurs, des tiraillements.

Plus tard, lorsque la tumeur a acquis un certain volume,
des phénomènes de compression apparaissent et peuvent se
traduire par des troubles sérieux. Les viscères, surtout ceux
du petit bassin, sont les premiers atteints ; la vessie, le
rectum, les uretères peuvent être gênés dans leur fonction, et
de là peuvent naître les terribles accidents de l'urémie ou
de l'occlusion intestinale ; un kyste volumineux, augmentant
la tension abdominale, trouble, dans son jeu, l'estomac et
soulève le diaphragme.

Enfin, dans une dernière période, qui se voyait plus fréquemment autrefois, où les interventions étaient plus rares,
l'on peut voir la tumeur entraîner la cachexie.

Le kyste peut se rompre; son contenu se déverse tantôt dans le péritoine, tantôt en dehors de la séreuse. Dans le premier cas, nous avons soit le tableau solennel de la péritonite suraiguë, soit, après un début brutal, une atté nuation de tous les symptômes. Dans le second cas, la rupture se fait dans le vagin, dans le rectum ou l'intestin.

La poche s'enflamme parfois et fait naître tous les phénomènes d'une suppuration profonde.

Mais la plus intéressante des complications est certainement la concomitance d'une grossesse. Accoucheurs et chirurgiens apportèrent de nombreuses contributions à ce chapitre nouveau, et ce n'est qu'à l'inauguration de l'ère de l'ovariotomie que les uns et les autres se rencontrèrent sur ce terrain commun pour discuter la conduite à tenir. Il faut citer les travaux de Péan, Spencer Wells, Schroëder, de S. Rémy [1] et de Pinard (leçon clinique de 1888).

Les kystes hydatiques du ligament large et la grossesse ont, l'un sur l'autre, une influence qui dépend de l'âge de la grossesse et du développement du kyste.

Cette influence se manifeste de façons différentes sur l'évolution de l'hydatide, et l'on a vu celle-ci augmenter de volume sous l'action d'un traumatisme. Ce phénomène, constaté en divers points du corps (kystes hydatiques musculaires), a été, dans notre cas, particulièrement sensible et il a été déjà mis en lumière par Péan, Kœberlé, Olsshausen, Lücke et Wœrich.

On a vu chez notre sujet la tumeur progresser après l'accouchement. Il serait difficile de distinguer s'il s'agissait alors d'un kyste à extension progressivement croissante ou d'une poche liquide, qui, débarrassée de la compression, s'étalait librement.

[1] S. Rémy. *De la grossesse compliquée de kystes ovariques.* (Thèse d'agrégation 1886.)

Dans tous les cas, les suites de couches ont fait constater un accroissement anormal du volume du ventre : ce qui a permis de porter le diagnostic de tumeur pelvienne.

D'une façon générale, la gravidité augmente la fréquence des complications ; la rupture due à la compression utérine est l'une des plus terribles, puisque la statistique accuse 50 °/₀ de mortalité.

Le kyste peut gêner l'évolution d'une grossesse et surtout l'accouchement. Rémy, dans sa statistique, cite le chiffre de 246 accouchements à terme et 75 avant terme sur 321 grossesses.

L'avortement 23 °/₀' se produirait sous l'influence des hémorragies, de la rupture du kyste ou de la déviation utérine.

Lors de l'accouchement, l'influence du kyste sur la grossesse peut avoir une action variable ; cela dépend surtout du développement abdominal ou pelvien de la production kystique. Et l'on a vu certaines tumeurs volumineuses permettre un engagement de la partie fœtale et un accouchement normal, alors qu'une petite poche mettait un terme à l'évolution de la grossesse. Dans notre cas, tout se passa normalement ; grossesse et accouchement ne donnèrent lieu à aucune intervention

Il faut signaler encore le développement imparfait du fœtus et, dans le cas particulier, nous devons rapporter que, en novembre dernier, nous vîmes, aux Saintes-Maries-de-la-Mer, l'enfant de notre malade (observation IV) profondément athrepsique et dans un état alarmant.

Ce que nous avons dit des complications nous permet de ne pas insister sur la gravité du pronostic. Outre la mort subite, le chirurgien pensera toujours à la cachexie qui attend fatalement les malades non opérés.

CHAPITRE V

Traitement

La conduite à tenir varie suivant que l'on se trouve en présence d'une grossesse concomitante ou d'un kyste simple.

Pendant la grossesse, tout dépend des circonstances, du volume de la tumeur et de l'époque de la gestation.

Si le diagnostic a été porté dès le début de la grossesse, même dans le cas d'un kyste de petit volume, il est prudent d'en faire l'ablation ; car l'on ne doit pas laisser courir à la femme le risque d'une opération d'urgence au moment du travail.

La ponction, quoique délaissée, a donné d'assez bons résultats, et Rémy, d'après sa statistique, rapporte que, sur 50 femmes ayant subi 95 ponctions, on note seulement 5 morts.

Au moment du travail, il importera de ne faire courir à la femme ni un choc opératoire, ni des chances d'infection. Aussi, lorsque la tumeur tend à s'engager, est-il prudent de la repousser sous le chloroforme.

Dans certains cas, la ponction est indiquée et elle devra être faite avec les plus grandes précautions antiseptiques pour mettre la poche à l'abri de l'infection.

L'application du forceps peut être dangereuse et elle risque de produire la rupture de la paroi d'un kyste dont on ignore la résistance. D'ailleurs, il existe de nombreuses observations où la tumeur intra-pelvienne a permis un accouchement normal, et l'accoucheur devra seulement veiller aux indications.

Dans le cas ordinaire, lorsque le kyste ne se complique pas de grossesse, l'on doit envisager plus franchement l'intervention.

Les moyens médicaux sont rejetés avec juste raison.

La ponction avec ou sans aspiration est une méthode insuffisante et aveugle. L'injection de substances médicamenteuses n'est pas sans danger.

L'incision vaginale, paraissant plus simple et plus commode à la période préantiseptique, doit céder le pas à la laparotomie.

La laparotomie sera, en effet, l'opération de choix.

L'incision médiane donne accès immédiatement sur la poche kystique et permet d'en voir les rapports et les limites.

On ne peut aborder la question de laparotomie sans rappeler les travaux remarquables de Devé[1], qui a montré l'importance des éléments microscopiques du liquide hydatique au point de vue des greffes post-opératoires.

En effet, les scolex et les capsules proligères, constituant le sable hydatique, se disséminent dans le péritoine et préparent la formation de tumeurs nouvelles

Devé nous a, de plus, donné une notion importante en signalant que le sublimé à 1/1000 et le formol à 5/1000 altèrent, détruisent la vitalité des vésicules-filles et des scolex, après un contact de deux à trois minutes. Et ces données sont le fruit d'expériences fort concluantes. Par suite, dans un temps opératoire préalable, Devé conseille « l'injection de sublimé à 1/1000 ou mieux de formol à 5/1000

[1] Devé : *Loco citato.*

(le formol étant moins toxique), pratiquée dans le kyste avant son ouverture large et laissée deux à trois minutes en contact avec la poche ».

De plus, dans les kystes, constitués par une vésicule-mère intacte, occupant toute la poche, l'on pourrait enlever tout d'une pièce cette vésicule-mère, avec tous les germes qu'elle contient. La prophylaxie serait ainsi idéale. Mais dans les cas plus fréquents de kyste ancien à poches multiples, contenant de nombreuses vésicules-filles, la ponction est parfois « blanche » ou insuffisante et l'énucléation de la membrane-mère impossible.

L'on ne pourrait aussi efficacement injecter le liquide formolé, qui ne pourrait agir sur la vésicule-fille intacte.

Et de plus, le nettoyage à la main peut faire éclater ces diverses poches et disséminer le sable impalpable et nocif des scolex.

La meilleure conduite à suivre est, dans ce cas, de marsupialiser la poche en protégeant autant que possible le péritoine. On évacuera ensuite le kyste de son contenu. On pourra, au besoin, le nettoyer à la curette et on terminera l'opération par un lavage à la solution de formol.

CHAPITRE VI

Observations

OBSERVATION PREMIÈRE (DE SCHATZ)

Recueillie à la clinique de Rostock. — *Archives générales de Médecine*, 1876.

Femme, 28 ans. Depuis sept mois, quelques jours avant la fin d'une époque, survint dans le ventre une douleur accompagnée de forts tiraillements dans le côté gauche. Sensation de pesanteur, tantôt à droite, tantôt à gauche. Miction difficile, douloureuse, besoin d'uriner fréquent.

Utérus légèrement infléchi en arrière. On rencontre à droite de l'utérus une tumeur, qui est séparée nettement par un sillon circulaire des parois du bassin et qui n'est isolée de l'utérus que par un sillon peu profond. Cette tumeur, du volume de deux pommes, est placée de telle façon que les deux moitiés qui représentent ces sortes de pommes séparées par un sillon, se sentent l'une derrière l'autre. Au palper abdominal, même sensation.

L'auteur porta le diagnostic de kyste hydatique, se rappelant un cas analogue recueilli à la clinique de Leipzig.

Quelques jours après son entrée, la malade fut prise de fièvre. Les deux moitiés se fondirent en une seule tumeur; on fit une ponction, on tira un liquide séro-purulent, et on fit une injection d'acide phénique.

Péritonite. Mort.

Autopsie. — Pleurésie double. Péritonite suppurée généralisée. A droite de l'utérus, le péritoine avait un aspect opaque, blanchâtre, faisant une saillie du volume du poing, et, dans cette région, il existait une perte de substance de l'étendue de deux thalers, à travers laquelle il était facile de pénétrer dans le vagin. Cette partie saillante, et soulevée par le péritoine, répondait à une cavité située à droite de l'utérus et derrière laquelle, à droite et en haut, se trouvaient la trompe et l'ovaire. En arrière de cette cavité, à l'intérieur du péritoine se trouvait, au milieu d'un exsudat gélatiniforme, un kyste à échinocoques très net.

OBSERVATION II

Leçon clinique de M. le Professeur PINARD. — *Annales de gynécologie*, 1888

Le 21 mars, à 11 heures du soir, on apportait dans le service une jeune femme en travail depuis deux jours. Aucune intervention ne paraissant utile, on ne me fit pas prévenir, et je vis cette femme pour la première fois le 22 mars, à 9 heures du matin.

Cette femme, quoique fatiguée et en proie à des contractions utérines très douloureuses et fréquentes, répond avec intelligence à nos questions.

Elle nous raconte qu'elle est blanchisseuse, âgée de 25 ans, primipare, et nous affirme qu'elle n'a jamais été malade. Elle ne sait pas à quel âge elle a marché ; elle a été réglée pour la première fois à 13 ans et depuis très régulièrement. Mais ses règles ont toujours été douloureuses et elle expulsait à ce moment un certain nombre de caillots.

La dernière apparition des règles eut lieu du 12 au 18 juin. Environ six semaines après cette époque, elle s'aperçut, pour la première fois, de la présence d'une tumeur ayant le volume d'un œuf de poule, dans l'hypochondre droit.

Elle éprouva quelques jours après des troubles de la miction — rétention et dysurie — car elle était déjà obligée de faire de nombreux efforts et souvent de marcher pendant un certain temps dans sa chambre avant d'arriver à expulser une petite quantité d'urine.

Elle consulta à ce moment un médecin, qui lui fit prendre un purgatif parce qu'elle était en même temps constipée.

Cet état dura quelques jours, puis la tumeur disparut, dit-elle : elle reprit ses occupations et n'éprouva plus rien d'anormal pendant la durée de sa grossesse jusqu'au 10 mars. A ce moment, elle perdit de l'eau et, pendant sept à huit jours, dut garder le lit tellement l'écoulement était abondant.

Elle commença à ressentir les premières douleurs le 20 mars.

Une sage-femme fut appelée, qui constata la présence d'une tumeur dans l'excavation, mais ne put déterminer la situation du col.

Aucune modification n'étant constatée dans la journée, un médecin fut demandé. Ce dernier, après examen, reconnut, comme la sage-femme, la présence d'une tumeur dans l'excavation, mais ne put atteindre davantage le col. Il donna le conseil de transporter cette femme à la clinique d'accouchements.

A son arrivée, Mme Victor constata que cette femme avait des contractions très fréquentes et qu'un liquide incolore assez abondant s'écoulait du vagin. Au toucher, elle rencontra une tumeur remplissant toute l'excavation. Elle explora le cul-de-sac postérieur et les culs-de-sac latéraux sans rencontrer autre chose que les parois de la tumeur. Mais, en avant, elle parvint, en faisant glisser les doigts entre la tumeur et la symphyse, à atteindre l'orifice, qui lui parut offrir une dilatation égale à une pièce d'un franc.

Les battements du cœur de l'enfant étant normaux, on se contenta de faire des injections vaginales antiseptiques et l'on attendit.

Le 29 mars, à 9 heures du matin, en l'examinant à mon tour, je ne trouvai rien d'anormal dans la conformation du squelette, si ce n'est une légère parenthèse entre les cuisses et une brièveté assez notable du thorax.

L'abdomen paraissait régulièrement développé comme il l'est généralement chez une femme à terme. Je trouvai la paroi abdominale mince.

La percussion ne donna de sonorité que dans les deux flancs, tout à fait en arrière. Partout ailleurs, la matité était absolue.

Le palper, rendu difficile par l'apparition de contractions fréquentes, me permit cependant de faire les constatations suivantes : en bas et à gauche, tumeur dure, régulière, siégeant en partie dans la fosse iliaque, en partie au niveau de l'aire du détroit supérieur, et débordant en avant la branche horizontale du pubis de 2 cent. environ.

Au fond de l'utérus, je rencontrai une autre grosse extrémité, à peu près sur la ligne médiane, accompagnée de petites parties.

Sur les fausses côtes à droite, je rencontrai une petite tumeur assez superficielle, paraissant faire corps avec l'utérus, et semblant durcir au moment de la contraction. Dans l'hypochondre droit, je trouvai une deuxième tumeur de la grosseur d'un œuf, puis, immédiatement en dessous, une troisième tumeur présentant à peu près les mêmes caractères.

Mon doigt, introduit dans le vagin, arriva directement sur une tumeur s'étendant depuis le plancher pelvien jusque et au-dessus du détroit supérieur. Il me fut impossible, par le toucher, de la déterminer supérieurement.

Cette tumeur, partout régulière, donnait au doigt la sensation de résistance. Il ne me fut pas possible de percevoir la sensation de fluctuation.

La consistance paraissait augmenter au moment de la contraction. En portant mes doigts bien à plat, derrière et au-dessus de la symphyse du pubis, je rencontrai l'orifice, dont les bords étaient souples, minces et présentaient une dilatation elliptique à grand axe dirigé transversalement, que je ne puis mieux comparer qu'à un orifice buccal. Cette fente mesurait 4 à 5 cent de longueur, tandis que les deux lèvres étaient au contact.

En écartant ces lèvres, mon doigt arrivait directement sur la tête.

Le toucher rectal me donne peu de renseignements, car s'il me fit voir que la tumeur se trouvait en avant du rectum, il ne me permit de reconnaître aucun point d'implantation.

Après avoir ainsi pratiqué le toucher digital, je pratiquai le toucher manuel Une main introduite dans le vagin ne me donna pas d'autres résultats au point de vue de l'exploration que ceux qui m'avaient été fournis par le doigt; de plus, en prenant à pleine main la tumeur, il me fut impossible de lui imprimer un seul mouvement, soit de latéralité, soit de bas en haut. La tumeur paraissait immobile et ne pouvait être déplacée.

Ainsi, je me trouvais en présence d'une femme primipare, ayant une rupture prématurée des membranes, à terme, en travail depuis deux jours, chez laquelle l'enfant était vivant, se présentant par la tête, mais ne pouvant pénétrer dans l'excavation par suite d'une tumeur oblitérant le canal pelvien.

J'abordai alors la question de la nature de la tumeur. Je

rejetai immédiatement, en raison des caractères que j'avais perçus, l'hypothèse de tumeur s'étant développée aux dépens des os du bassin. Puis, je discutai le diagnostic différentiel entre une tumeur fibreuse et une tumeur renfermant un liquide.

Je vous exposais les raisons qui semblaient militer en faveur d'une tumeur fibreuse, et faire rejeter l'hypothèse d'une tumeur liquide. En effet, la tumeur que je venais d'explorer ne m'avait paru nullement fluctuante, elle me paraissait offrir la consistance d'une tumeur fibreuse ramollie par le fait de la grossesse. J'ai eu assez souvent l'occasion de toucher des tumeurs ramollies, au moment du travail, pour affirmer l'analogie. De plus, le palper m'avait fait reconnaître dans la cavité abdominale d'autres tumeurs, entre la paroi abdominale et la paroi utérine, me paraissant adhérentes à cette dernière et semblant durcir au moment de la contraction. Or, nous savons combien il est commun de rencontrer des tumeurs fibreuses multiples. Donc, la présence d'une tumeur fibreuse, développée au niveau du segment inférieur de l'utérus, cadrait parfaitement avec l'hypothèse d'autres tumeurs siégeant sur le corps de l'utérus.

Enfin, vous disais-je, les tumeurs fibreuses sont infiniment plus fréquentes que les tumeur liquides.

Malgré toutes ces raisons, je discutai l'existence possible d'une de ces tumeurs.

Les observations du kyste de l'ovaire compliquant la grossesse ne sont pas rares, et il arrive qu'au moment du travail, le kyste soit entraîné par la tête dans le petit bassin. J'ai déjà eu l'occasion d'observer deux cas dans lesquels les choses se sont passées de cette façon Mais dans ces cas, les antécédents, c'est-à-dire la présence d'une tumeur abdominale avant la grossesse avait été constatée; dans l'inter-

valle des contractions, je percevais nettement la sensation de
fluctuation; ici rien de semblable. Aussi, tout en vous faisant
remarquer qu'un kyste de l'ovaire peut se développer à
l'insu de la femme, tant qu'il n'est pas trop volumineux;
que, dans certains cas, le kyste peut être assez comprimé par
la région fœtale pour que sa consistance soit augmentée et
que la sensation de fluctuation ne puisse être perçue ; qu'il
serait curieux de voir en même temps un kyste de l'ovaire
et des tumeurs fibreuses, je considérais l'hypothèse d'un
kyste de l'ovaire comme peu probable, mais cependant possible.

Les kystes hydatiques du petit bassin sont bien plus rares
que les kystes de l'ovaire; cependant, vous ai-je dit, il faut y
songer. Il est vrai que cette femme n'a jamais eu sa santé
troublée avant sa grossesse.

Je n'ai pu d'aucune façon constater le frémissement hydatique. Il faudrait admettre ou un kyste hydatique du petit
bassin, coïncidant avec des tumeurs fibreuses, ou des kystes
hydatiques multiples ; mais malgré l'absence de ses signes
et la rareté de cette coïncidence, bien que cette hypothèse
soit également peu probable, elle est possible. Et je vous
rappelais brièvement les cas cités par M. Charcot dans son
mémoire sur les kystes hydatiques du petit bassin, dans lesquels des kystes multiples avaient évolué longtemps sans
troubler la santé et dans lesquels aussi le frémissement
n'avait pu être perçu.

Enfin, je ne fis que vous rappeler les kystes du vagin pour
les éliminer de suite et ne vous dis que quelques mots des
kystes dermoïdes et inclusions fœtales, auxquels je ne me
rattachais pas davantage, sans toutefois les rejeter d'une
façon absolue.

La femme fut endormie, placée dans la position obstétricale, et toutes les précautions antiseptiques ayant été pri-

ses, un gros trocart ayant été flambé, je pratiquai une ponction de la tumeur, et nous vîmes s'écouler par la canule un liquide clair et légèrement visqueux qui, examiné de suite, contenait des crochets d'échinocoques.

Nous avions donc affaire à un kyste hydatique. Il s'écoula 1 litre 1/2 de liquide ; au fur et à mesure que la tumeur s'affaissait, la tête s'engageait en O. I. G. A. et l'accouchement se termina spontanément une demi-heure après la ponction.

L'enfant était vivant, bien constitué, du poids de 2.800 grammes.

La délivrance fut normale.

Il fut alors possible de voir que les tumeurs qui étaient dans la cavité abdominale n'étaient nullement adhérentes à l'utérus, mais flottaient librement dans le ventre.

Voici maintenant les résultats de l'autopsie :

AUTOPSIE PRATIQUÉE 36 HEURES APRÈS LA MORT. — *Cerveau* : rien de particulier.

Thorax. — Cœur : volume ordinaire, valvules saines. Le péricarde renferme quelques grammes de liquide jaune citrin ; pas de péricardite, ni de plaques laiteuses.

Poumons. — Sains.

Abdomen. — Le péritoine contient un peu de liquide sanguinolent.

Foie. — Volumineux, débordant de plusieurs travers de doigt les fausses côtes, toute la moitié antérieure du lobe est envahie par un énorme kyste hydatique ; ce kyste fait une saillie à la face antérieure, près de l'encoche qui sépare le lobe droit du lobe gauche, et de cette saillie partent quelques tractus conjonctifs et vasculaires qui vont se rattacher au foie. A ce niveau naît une grappe de kystes, dont nous donnons plus loin la topographie.

Rate. — Pèse 222 grammes, sans dégénérescence amyloïde.

Reins. — Paraissent sains.

Vessie. — Contractée, contient une très petite quantité d'urine trouble.

Utérus. — Volume d'une tête de fœtus; l'ovaire et la trompe sont sains; l'ovaire est confondu avec la poche kystique, qui est située dans le cul-de-sac postérieur: la trompe est sâine.

Topographie des Kystes. — *A droite.* Le kyste, qui est dans la fosse iliaque, est uni à la face profonde de la paroi abdominale par des adhérences lamelleuses et vasculaires qui lui forment une sorte de méso, large de 6 centimètres et long de 3 centimètres environ. Il est libre dans tout le reste de son étendue, sauf au niveau de son pôle supérieur, rattaché par des adhérences vasculaires mesurant 12 centimètres à l'épiploon et à la grappe des kystes au nombre de neuf, qui semblent naître de la face antérieure du foie.

La portion d'intestin située entre le gros kyste de gauche et le petit kyste de droite est le côlon transverse; l'épiploon, qui en part, paraît renfermer dans son intérieur, comme dans une sorte de filet, les kystes du flanc droit. La grappe kystique est toute intra-épiploïque, c'est-à-dire qu'on soulève tous les kystes en soulevant l'épiploon, au-dessous duquel on trouve l'intestin.

Dans le flanc droit sont encore deux autres kystes erratiques faisant partie de la grappe.

A gauche. — Le gros kyste du flanc gauche a contracté également des adhérences avec la paroi abdomidale et l'S iliaque. Il est libre dans tout le reste de son étendue, sauf au niveau du pôle supérieur; de ce pôle part un véritable pédicule tenant à l'épiploon, de telle sorte qu'en détachant les adhérences avec la paroi de l'S iliaque on peut sortir le kyste du flanc gauche et le mettre sur la table; il n'est plus retenu alors que par son pédicule épiploïque.

Quand on a détaché le kyste du flanc droit, en coupant ses adhérences, on peut relever la grappe du côté de l'estomac et découvrir la face antérieure du lobe droit du foie occupé par un énorme kyste du volume d'une tête d'enfant nouveauné. On aperçoit encore la vésicule biliaire, qui est remplie, distendue.

Dans la fosse lombaire droite, au-dessus du bord supérieur du rein se trouve un kyste, du volume d'une pomme, rattaché au foie par des adhérences lamellaires et vasculaires. Le lobe gauche du foie se laisse facilement soulever et paraît sain.

Le rectum passe à gauche du promontoire. Quand on a renversé l'utérus en avant, on trouve dans le cul-de-sac postérieur, surtout à droite, envoyant toutefois un léger prolongement à gauche, une poche kystique, flasque, qui paraît renfermée dans l'intérieur du ligament large. C'est cette poche qui constituait la tumeur remplissant l'excavation, et que j'ai dû ponctionner pour terminer l'accouchement.

En l'incisant, on trouve dans son intérieur un peu de pus et des vésicules entières ou en lambeaux, de dimensions variables; l'une d'elles est énorme, du volume d'une orange aplatie. La paroi interne de la poche est épaisse et dans aucun point nous n'avons pu constater la présence de l'ovaire, qui est confondu avec les parois de la poche.

4.

Observation III

Recueillie dans le service de M. le Professeur Tillaux.

Alexandrine C...., âgée de 24 ans, couturière, entre à l'hôpital de la Charité pour des douleurs abdominales.

Antécédents personnels. — A 8 ans, elle a eu la rougeole compliquée de broncho-pneumonie.

A 12 ans, elle a eu des abcès ganglionnaires qui ont nécessité un séjour prolongé à Forgues-les-Bains.

Elle fut réglée à 13 ans 1/2. Ses règles ne sont pas douloureuses et régulières, mais dans l'intervalle elle perd abondamment en blanc ; elle perdait déjà avant d'être réglée.

Depuis son enfance, elle joue avec un chien. De plus, elle mange fréquemment du cresson.

A 16 ans, après être tombée, dit-elle, se produisit une éruption généralisée d'urticaire. Elle fut très douloureuse et dura près d'un mois.

A 18 ans, elle eut une fausse couche, suppression des règles pendant huit mois; puis, à la suite d'un coup de pied, perte rouge très abondante en caillot, avec de violentes coliques. Elle expulsa un œuf du volume du poing environ. Les règles sont revenues six semaines plus tard. Depuis ce temps elle souffre un peu, mais l'écoulement blanc n'est pas plus abondant qu'avant son avortement.

Il y a trois ans, à l'âge de 21 ans, elle fit une chute à plat ventre sur le sol, du haut d'une voiture peu élevée. Le choc fut très violent.

Elle crut, suivant son expression, qu'elle avait « quelque chose de défait dans le ventre ».

Environ quinze heures après cet accident, se développe un urticaire généralisé très intense. La nuit qui suivit, elle vomit plusieurs fois. Comme les douleurs persistent, elle appelle un médecin qui pratique le toucher vaginal et ne trouve rien.

L'urticaire persista cependant quinze jours, durant lesquels elle resta couchée, sans appétit. Sa guérison fut lente.

Depuis ce temps, elle souffre du ventre ; ces douleurs surviennent par crises, sans cause, non au moment de ses règles. Elles durent deux à six jours, s'irradient à l'ombilic, à la face interne des cuisses, à la région lombaire. Ces crises deviennent de plus en plus douloureuses, « à se rouler à terre » dit la malade. Elles se terminent par des pertes blanches, plus abondantes, plus visqueuses, plus épaisses. C'est ce qui la décida à entrer à l'hôpital le 6 août 1896.

Signes physiques. — L'inspection ne fournit aucun renseignement. La palpation réveille du côté droit une certaine douleur, immédiatement au-dessus de l'arcade crurale.

Au toucher. — Dans le cul-de-sac latéral, on sent une tumeur du volume d'une grosse mandarine, nettement séparée de l'utérus par un sillon.

Elle est régulière, arrondie, fluctuante et même rénitente. Elle est mobile et on la fait osciller entre le doigt vaginal et la main hypogastrique. Cette palpation réveille une certain douleur.

Dans le cul-de-sac postérieur, on sent une petite tumeur du volume d'une noix, irrégulière, peu douloureuse. On pense à l'ovaire.

Signes fonctionnels. — Depuis son entrée, la malade souffre beaucoup moins. De temps en temps, elle éprouve des sensations de pesanteur du côté de la vessie, avec besoin d'uriner.

Opération le 9 août par M. Walther. — Après anesthésie par l'éther, il fit une incision médiane de 6 centimètres très bas, immédiatement au-dessus du pubis. Les muscles droits sont très résistants. On ouvre le péritoine ; alors apparaît une masse arrondie logée dans le ligament large droit, refoulant un peu à gauche l'utérus, qui est nettement séparé par un sillon.

La tumeur elle-même est coiffée par la trompe flexueuse. L'ovaire est en arrière et en dehors, prolabé dans le cul-de-sac postérieur.

Le péritoine sain tapisse la tumeur, dont les parois apparaissent blanchâtres à travers la séreuse. On fait alors une ponction avec l'aspirateur Dieulafoy. On retire environ 300 grammes de liquide clair comme l'eau de roche.

Aussitôt que le kyste est vide, la poche s'énuclée spontanément sans qu'il soit nécessaire de faire effort de décortication.

Il n'y a pas de pédicule.

Pour fermer le péritoine, M. Walther fait une suture de la séreuse. La malade avait perdu à peine quelques gouttes de sang. Les sutures de la paroi terminent l'opération, qui avait duré à peine un quart d'heure.

Les suites de l'opération furent normales, la malade souffrit très peu. Le lendemain, elle eut sur le tronc des marbrures assez marquées avec sensation de démangeaison. Quelques jours après, on enleva les fils, et trois semaines après, la malade partait au Vésinet, complètement guérie.

Observation IV

Clinique des Franciscaines (Nimes), due à l'obligeance de mon maître, M. le docteur Reboul

Kystes hydatiques du ligament large et du bassin. Grossesse à terme et accouchement normal ; laparotomie. Extraction de plusieurs kystes hydatiques, marsupialisation du kyste du ligament large. Guérison.

Mme S..., âgée de 20 ans, m'avait été adressée par mon excellent confrère et ami, le docteur Pommier, des Saintes-Maries-de-la-Mer.

A l'âge de 10 ans, la malade avait éprouvé de violentes douleurs abdominables; un médecin appelé, constata une tumeur (?); un mois après, tout rentrait dans l'ordre.

A 16 ans, nouvelle crise abdominale avec production d'une tumeur. Cette crise ne dura que quelques jours.

A 17 ans, elle se marie et devient enceinte. Accouchement normal le 20 février 1903 Le ventre reste volumineux, la sage-femme n'y attache aucune importance. L'accouchée selève le onzième jour; le quinzième jor, frissons, fièvre. La malade est obligée de s'aliter le vingtième jour Elle éprouve de violentes douleurs abdominales et pelviennes Le docteur Pommier constata une volumineuse tumeur abdominale. Le docteur Morizot, d'Arles, appelé en consultation, confirme ce diagnostic. Mes deux confrères m'adressent la malade.

Elle est pâle et très anémiée. A l'examen de la jeune femme, je trouve une volumineuse tumeur kystique multiloculaire occupant toute la partie gauche de l'abdomen, remontant jusque près du rebord costal, dépassant à gauche l'ombilic et emplissant tout le bassin. Cette tumeur est formée de parties franchement kystiques et de masses dures surtout immédiatement au-dessus de l'arcade crurale gauche. La tumeur plonge dans le petit bassin, fait bomber le Douglas et le cul-de-sac latéral gauche; l'utérus est repoussé à droite.

J'hésite entre un kyste multiloculaire de l'ovaire gauche, un kyste hydatique ou un kyste dermoïde.

Laparotomie le 4 avril 1903, avec l'aide et l'assistance de mes confrères, les docteurs Pommier, Fabre, Ollivier de Sardan et de mon interne, M. Gau.

Le grand épiploon est étalé au-devant de la tumeur, auquel il est adhérent, ainsi qu'à l'arcade crurale gauche, au niveau du canal inguinal.

L'épiploon relevé, une grande poche kystique apparaît, elle est située dans le ligament large, la trompe est repoussée en haut et à gauche, l'utérus fortement incliné à droite.

La ponction du kyste au gros trocart donne issue à environ trois litres de liquide eau de roche. Réclinant le kyste à gauche, j'aperçois et je sens plusieurs kystes au voisinage des vaisseaux iliaques droits et de l'arcade crurale contre les parois du bassin et dans le tissu cellulaire péritonéal.

Je ne puis parvenir à énucléer complètement le kyste du ligament large; la poche est également adhérente à la vessie, à l'utérus et à l'intestin. Je me décide alors à la marsupialiser après l'avoir vidée de son contenu. Une incision large de ce kyste donne issue à plusieurs hydatides-filles baignant au milieu du liquide eau de roche; la membrane prolifère est extraite ensuite en entier.

Allant alors à la recherche des kystes hydatiques du bassin, je parviens à en extraire cinq assez facilement; ils varient du volume d'une noix à celui d'une grosse poire.

La tumeur dure que je sentais avant l'opération au dessus de l'arcade crurale était un kyste hydatique du volume d'un œuf de paon, très tendu et adhérent.

Le péritoine du petit bassin est parsemé de petits kystes miliaires. J'excise quelques îlots et suture au catgut les pertes de substance de la séreuse.

Ne pouvant enlever tous ces semis hydatiques, sans dépéritoniser le bassin, je touche ces petits kystes au naphtol camphré, n'ayant pas à ma disposition la solution de formol recommandée par Devé.

Drainage du bassin, marsupialisation du kyste du ligament large.

Les kystes hydatiques extraits étaient en pleine évolution, aussi bien le grand kyste du ligament large que les petits kystes miliaires péritonéaux, ainsi que l'a démontré l'examen microscopique fait par mon interne, M. Gau; ils contenaient des quantités de vésicules-filles et des scolex en activité.

Suites opératoires régulières, pas d'infection hydatique généralisée. Au bout de trois semaines, la malade pouvait se lever ; elle retournait chez elle le 1er mai.

Depuis lors, elle a repris ses occupations habituelles, son état général s'est beaucoup amélioré ; il persiste encore une fistule au kyste marsupialisé.

CONCLUSIONS

1° Les kystes hydatiques du ligament large constituent une rareté.

2° On peut trouver la surface péritonéale semée de petits kystes de même nature.

Les scolex et les capsules proligères, constituant le sable hydatique, sont les principaux éléments fertiles et peuvent reproduire l'échinocoque.

3° Le diagnostic est très difficile : à l'heure actuelle, devant un kyste du ligament large, il faudra toujours penser, ne fût-ce que pour l'éliminer, à son origine hydatique.

On devra tenir compte du pays d'origine de la malade et d'une poussée fortuite d'urticaire.

4° Les traumatismes, et ici la grossesse, peuvent précipiter l'évolution d'un kyste hydatique.

5° La laparotomie est le traitement de choix. Pour éviter les greffes post-opératoires, on devra faire de la prophylaxie au cours même de l'intervention : avec Devé, nous préconisons l'injection préalable d'une solution de sublimé au 1/1000° ou mieux de formol au 5/1000°, pratiquée dans le kyste avant son ouverture large et laissée 2 à 3 minutes en contact avec la poche.

Pour plus de sécurité, on pourra marsupialiser.

BIBLIOGRAPHIE

Bouilly. — Pathologie externe ; 4 agrégés, p. 481.

Boinet. — Maladies des ovaires, p. 261-281.

Brouardel et Gilbert. — Traité de médecine, t. V, p. 476.

Bouchard. — Pathologie générale, t. II, p. 717.

Bertaud. — Elimination du kyste hydatique du foie à travers les voies biliaires. Thèse Paris, 1883.

Basset. — Société anatomique, 1834.

Blanchard. — Zoologie médicale.

— Las animales parasitas introducitas par el agua en el organismo. Londres, 1890, p. 303.

Briançon. — Du frémissement hydatique. Th. Paris, 1878.

Broon. — Thèse Paris, 1874.

Pr Budin. — Grossesse compliquée de tumeur. Clinique obstétricale, p. 391.

Charcot. — Gazette médicale de Paris, 1857, p. 540.

Dermigny. — Kyste hydatique du cul-de-sac de Douglas. Thèse Paris, 1894.

Devé. — Des greffes hydatiques post-opératoires. Revue de chirurgie, 10 octobre 1902, p. 533.

Dictionnaire des Sciences méd., t. XIX; ovaire, p. 86-128-140-177.

De Sinéty. — Gynécologie, p. 868.

Duplay et Reclus. — Traité de chirurgie, t. VIII, p. 650-689.

Dict. des Sciences médicales, t. XXXII, p. 59.

— t. XIV, p. 531.

Debove et Achard. — Traité de médecine, t. VI, p. 210.

Despres. — Diagnostic des tumeurs, p. 90.

Duplay et Reclus (L. Segond). — Traité de chirurgie, t.VII,p. 267.

Danlos. — Influence du traumatisme sur le kyste hydatique. Th. Paris, 1879

Dubois. — Revue médicale, 1838.

Davaine. — Traité des Entozoaires, p. 410.

Dolbeau. — Gazette des hôpitaux, 1867, p. 278.

Esquirol. — Journal de médecine de Sédillot. Paris, 1819.

Forgue et Reclus. — Thérapeutique chirurgicale, t. II, p. 931.

Freund. — Ueber Echinococcen im weiblichen Becken.Vortrag an der Badener Naturforschersammlung. Centrabl. f. Gynäcol., 1879, n° 21.

Freund. — Das Bindegewebe im weiblichen Becken und seine pathologischen Veränderungen, mit besonderer Berüchtigung der Parametritis chronica atrophicans und der Echinococcus Krankheit. Gynäkologische klinik. Strasburg, 1885, p. 203.

Gandolphe. — Maladies des os, p. 623-653.

— Thèse d'agrégation, 1886.

Guinard. — Société anatomique, 1881.

Hegar et Kaltenbach. — Gynécologie opératoire, p. 456.

Labadie-Lagrave-Legueu. — Traité de gynécol., p. 1006-1060-1070.

Le Nadan. — Kyste hydatique de l'ovaire. Th. Bordeaux, 1896.

Lemonnier. — Kystes hydatiques du ligament large. Thèse de Paris, 1896.

Lawson-Tait. — Maladies des ovaires, p. 246-287.

Labbé. — Clinique chirurgicale, p. 275.

Le Dentu et Delbet. — Traité de chirurgie, t. X, p. 878-905-915.

Létienne. — Sur la migration de l'embryon hexacanthe dans les organes. Médecine moderne, 24 mars 1891, p. 362.

Martin (Auguste). — Clinique des maladies des femmes, p. 504-560.

Pozzi. — Gynécologie.

Poulet et Bousquet. — T. III, p. 546-572.

Pinard. — Annales de Gynécologie, 1888.

Porack. — Gazette hebdomadaire de Paris, 1884, p. 137-157-174.

S. Rémy. — De la grossesse compliquée de kystes ovariques. Th.
  d'agrégation, 1886.

Schröder. — Maladies des organes génit. de la femme, p. 410-496.

Schatz. — Archives générales de Médecine, 1876.

Tillaux. — Chirurgie clinique, t. II, p. 188-198.

Villars. — Annales de Gynécologie, 1878, p. 101.

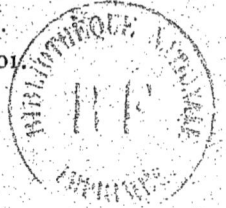

www.ingramcontent.com/pod-product-compliance
Lightning Source LLC
Chambersburg PA
CBHW050515210326
41520CB00012B/2318